BEI GRIN MACHT SICH IHR WISSEN BEZAHLT

AF168154

- Wir veröffentlichen Ihre Hausarbeit,
  Bachelor- und Masterarbeit

- Ihr eigenes eBook und Buch -
  weltweit in allen wichtigen Shops

- Verdienen Sie an jedem Verkauf

Jetzt bei www.GRIN.com hochladen
und kostenlos publizieren

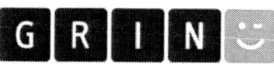

Franziska Pabst

Projekt im Setting Kindertagesstätte: Gesunde Kita – ein Projekt zur Prävention von Übergewicht und Adipositas im Vorschulalter

GRIN Verlag

Bibliografische Information der Deutschen Nationalbibliothek:

Die Deutsche Bibliothek verzeichnet diese Publikation in der Deutschen National-
bibliografie; detaillierte bibliografische Daten sind im Internet über http://dnb.d-
nb.de/ abrufbar.

Impressum:

Copyright © 2011 GRIN Verlag, Open Publishing GmbH
Druck und Bindung: Books on Demand GmbH, Norderstedt Germany
ISBN: 978-3-656-50344-6

Dieses Buch bei GRIN:

http://www.grin.com/de/e-book/190309/projekt-im-setting-kindertagesstaette-
gesunde-kita-ein-projekt-zur-praevention

GRIN - Your knowledge has value

Der GRIN Verlag publiziert seit 1998 wissenschaftliche Arbeiten von Studenten, Hochschullehrern und anderen Akademikern als eBook und gedrucktes Buch. Die Verlagswebsite www.grin.com ist die ideale Plattform zur Veröffentlichung von Hausarbeiten, Abschlussarbeiten, wissenschaftlichen Aufsätzen, Dissertationen und Fachbüchern.

Besuchen Sie uns im Internet:

http://www.grin.com/

http://www.facebook.com/grincom

http://www.twitter.com/grin_com

Projekt im Setting Kindertagesstätte

„Gesunde Kita – ein Projekt zur Prävention von Übergewicht und
Adipositas im Vorschulalter"

Inhalt

Anmerkung

Die im Projekt vorgestellte Kita „Obstkiste" ist frei erfunden, ebenso der Förderverein „Gesunde Kitas Sachsen Anhalt e.V.", um in ihrer Beschreibung wichtige Grundvoraussetzungen für das Projekt zu erfüllen.

Die Begriffe Kindergarten, Kindertagesstätte oder Kita werden synonym verwendet und beziehen sich immer auf die vorgestellte Zielgruppe der vier- bis sechsjährigen Kinder.

Auch wenn in den Kitas die Kinder gewöhnlich erst im Alter von Fünf, also im letzten Kindergartenjahr, als „Vorschulkinder" bezeichnet werden, schließt dieses Projekt in den Begriff der Vorschulkinder auch Kinder ab vier Jahren ein.

Personenbezeichnungen wie Erzieher, Praktikanten, Auszubildende usw. beziehen sich jeweils auf beide Geschlechter.

1. Einleitung

Übergewicht und Adipositas sind zentrales Thema der aktuellen Gesundheitsforschung in Deutschland.

„Adipositas wird über einen erhöhten Anteil an Fettmasse im Verhältnis zum Körpergewicht definiert…..Die Verwendung der einfach messbaren Parameter Körpergröße und Körper-gewicht und des daraus abgeleiteten Body Mass Index (BMI = Körpergewicht/Körpergröße2 (kg/m2)) wird seit den 90er Jahren als Parameter eingesetzt und hat sich weltweit zur Bestimmung von Übergewicht und Adipositas durchgesetzt" (Goldapp & Mann, 2004, S. 13).

Studien belegen die erschreckenden und steigenden Zahlen der übergewichtigen Kinder und Jugendlichen in unserer Gesellschaft.

„Nach neusten Schätzungen sind 5-17% der Kinder und Jugendlichen in Deutschland von Übergewicht, 1-8% von Adipositas betroffen." (Goldapp & Mann, 2004, S.12).

Adipositas wird als Grundproblem vieler Folgeerkrankungen, wie erhöhter Cholesterinwerte, erhöhtem systolischen Blutdruck und erhöhtem Diabetes mellitus-Risiko angesehen und stellt gerade im Kindesalter eine erhebliche Einschränkung wichtiger Entwicklungsstufen, sowohl in psychischer, physischer, als auch in psychosozialer Ebene dar (vgl. Goldapp & Mann, 2004, S. 14).

Deshalb sind Prävention und zielgerichtete Gesundheitserziehung schon im frühen Kindesalter wichtig und sinnvoll. Das vorgestellte Projekt beschäftigt sich daher mit der Gesundheitserziehung hinsichtlich Bewegung und Ernährung von Kindern im Setting Kindergarten, speziell in den Vorschulgruppen.

1.1 Bedeutung der Gesundheitserziehung in der Kita

Ein Setting ist ein abgegrenztes soziales System, das zum Zweck einer Gesundheitsförderungsintervention definiert wird (vgl. Ayerle, 2011).

Die Ottawa-Charta von 1986 beschreibt den Settingansatz als zentrales Instrument der Gesundheitsförderung in der Gesellschaft. Die Handlungsfelder und Strategien werden in Kapitel 4 ausführlich erläutert.

„Gesundheit wird von den Menschen in ihrer alltäglichen Umwelt geschaffen und gelebt: dort wo sie spielen, lernen, arbeiten und lieben. Gesundheit entsteht dadurch, dass jede/jeder sich um sich selbst und für andere sorgt, dass jede/jeder in die Lage versetzt ist, Entscheidungen zu fällen und eine Kontrolle über die eigenen Lebensumstände auszuüben sowie dadurch, dass die Gesellschaft, in der man lebt, Bedingungen herstellt, die all ihren Bürgerinnen und Bürgern Gesundheit ermöglichen." (Ottawa-Charta, 1986).

Der Kindergarten ist eine der wichtigsten Institutionen der Sozialisation von Kindern, gleich nach dem Elternhaus. Die Erfahrungen und das erworbene Wissen im Kindergarten prägen ein Kind stark. Da Kinder die Kita durchschnittlich neun Stunden am Tag, an fünf Tagen in der Woche besuchen, scheint sie der ideale Ort für die Gesundheitserziehung zu sein. Durch die frühzeitige Einflussnahme in das Verhalten kann eine hohe Stabilität dessen erreicht werden. Im Setting Kindergarten werden speziell die Kinder und ihre Eltern, als auch die Erzieher angesprochen. Damit erreicht das Projekt verschiedene wichtige Schlüsselfiguren für ein Kind und erhöht die positive Beeinflussung (vgl. BZgA, 2001, S. 5).

Pott beschreibt die Bedeutung des Kindergartens für Interventionen wie folgt:

-der Kindergarten stellt einen schichtübergreifenden, pädagogischen Zugangsweg dar,

-er hat eine zentrale familienergänzende Rolle,

-im Rahmen der pädagogischen Arbeit mit den Kindern finden sich gute Anknüpfungspunkte für den alltagsorientierten Einsatz der Gesundheitserziehung,

-die pädagogische Aufgabe, das Kind bei der Entwicklung zu einem eigenverantwortlichen, gemeinschaftsfähigen Menschen zu fördern, lassen sich gut mit den Elementen der Gesundheitserziehung verbinden und

-der Kindergarten ist eine zentrale Schnittstelle zwischen der professionellen pädagogischen Arbeit der Fachkräfte und der Erziehung im häuslichen Umfeld und bietet somit auch eine gute Einflussnahme auf die Eltern (vgl. Pott in BZgA, 2002, S. 25-27). Ein weiterer wichtiger Punkt der für den Kindergarten spricht, ist die Tatsache, dass auch Kinder auch sozial benachteiligten Familien diese Institution besuchen können, denn Kinder ab dem dritten Lebensjahr, haben einen Rechtsanspruch auf einen Platz für sechs Stunden am Tag. Es wird damit ein Hindernis in der Chancenungleichheit der Kinder genommen (vgl. Kinder- und Jugendhilfegesetz, 1996).

1.2 Ursachen von Adipositas bei Kindern und Jugendlichen

Kinder aus sozial benachteiligten Familien, haben deutlich geringere Chancen gesund aufzuwachsen und sind damit einem höheren gesundheitlichen Risiko ausgesetzt. Das Bereitstellen eines „angemessenen Nahrungsangebotes" ist für Familien mit niedrigem Einkommen oft schwer. Auf Basis der vom Öffentlichen Gesundheitsdienst durchgeführten Einschulungsuntersuchungen ist ersichtlich, dass Kinder aus sozialschwachen Familien häufiger unter Entwicklungsstörungen und Adipositas leiden (vgl. RKI Heft 4, 2011, S.10-11).

Die Nahrungsaufnahme, ist für viele Kinder eine Form sozialen Handelns. Essverhaltensstörungen in der Familie werden tradiert. Essen wird als Form der Zuwendung erlebt und ersetzt diese, wenn sie fehlt. In Familien von adipösen Kindern ist oft das Fehlen einer gemeinsamen Tischkultur zu beobachten. Die Nahrungsaufnahme erfolgt isoliert und unkontrolliert (vgl. Blättner, Kohlenberg-Müller & Grewe, 2006, S. 123).

Anzumerken ist hierbei, dass bislang noch kein direkter Nachweis gefunden wurde, dass erhöhte Fett- und Energieaufnahme, sowie „ungesunde" Lebensmitteln allein das Auftreten von Adipositas begünstigen. Laut der WHO (World Health Organisation) liegt die Hauptursache in unzureichender körperlicher Bewegung und an zweiter Stelle in „falscher" Ernährungsweise. Auch der veränderte Lebensstil, das übermäßige Nahrungsangebot und die" Motorisierung und Bequemlichkeit der Moderne" sind als entscheidend anzusehen (vgl. Goldapp & Mann, 2004, S.15).

Der Zusammenhang zwischen dem objektiven Körpergewicht und der subjektiven Zufriedenheit/Unzufriedenheit der Betroffenen beeinflussen stark das eigene Körperbild uns somit die Lebensqualität. Extremes Übergewicht kann zu sozialer Abgrenzung führen. Diese Auswirkungen zeigen sich schon im Kindesalter (vgl. KIGGS, 2011, S.21). Übergewichtige Kinder unternehmen weniger mit Freunden, haben erhöhte psychosoziale Probleme, sind hoffnungsloser und haben allgemein mehr emotionale Probleme. Vor allem in der Pubertät treten suizidale Gedanken auf. Es wird auch darauf verwiesen, dass die Wahrscheinlichkeit, auch im Erwachsenenalter adipös zu sein, mit zunehmenden Alter des betroffenen Kindes steigt. Allerdings ist diese Vorhersage mit den heute verwendeten Methoden nicht genau zu belegen (vgl. Goldapp & Mann, 2004, S. 14-15).

1.3 Gesundheitsressourcen von Kindern und Jugendlichen zum Thema Adipositas

Der Jugendgesundheitssurvey der Universität Bielefeld belegt, dass ein regelmäßiger Rhythmus von Hauptmahlzeiten einen positiven Einfluss auf das Gewicht von Kindern und Jugendlichen hat. Die Kombination von gesunder Ernährung und Bewegung zeigt Studien zufolge den größten Langzeiteffekt in der Adipositas-Prävention. Wichtig dabei sei auch das Einbeziehen des sozialen Umfeldes und die medizinische Kontrolle, vor allem die sogenannten U-Untersuchungen bei Kindern (vgl. Goldapp & Mann, 2004, S.16).

2. Zielstellung des Projektes

Das im folgenden vorgestellte Projekt „ Gesunde Kita" greift die zuvor benannten Gesundheitsressourcen von Kindern und Jugendlichen auf, um diese zu stärken und zu fördern und versucht gleichzeitig, die ursächlichen Probleme zu mildern oder zu beseitigen. Es soll ein bewusster Umgang mit dem Thema „Ernährung und Bewegung" erreicht werden.

Die gesunde Lebensweise wird für die Kinder selbstverständlich, nachvollziehbar und im Alltag umsetzbar gemacht. Das Elternhaus wird in die Planung und Durchführung des Programmes einbezogen und regelmäßig über Fortschritte, Probleme und Zielsetzungen informiert. Somit soll auch die gesundheitliche Chancengleichheit, ausgehend von der sozialen Disposition, erhöht werden.

3. Rahmenbedingungen des Projektes

Die Kita „Obstkiste" befindet sich in Köthen, einer Kleinstadt mit ca. 37000 Einwohnern. Träger der Einrichtung ist die Stadt selbst. In der Konzeption stand von Anfang an das Thema Gesundheit im Vordergrund. Als „Gesunde Kita" soll sie Vorbild und Anstoß für weitere solcher Institutionen in der Umgebung sein. Aufgrund der Lage im Ort und der Tatsache, dass es sich um eine integrative Kita handelt, haben dort Kinder aus unterschiedlichen sozialen Verhältnissen und mit verschieden persönlichen Voraussetzungen und/oder Beeinträchtigungen, die Chance aufgenommen zu werden. Die Kita wurde 2005 erbaut und verfügt über insgesamt acht Gruppenräume, die auf die erste und zweite Etage des Gebäudes verteilt sind. Zur Zeit finden hier 110 Kinder im Alter von 0 bis 6 Jahren einen Platz. Die zwei vorhandenen Krippengruppen betreuen jeweils bis zu acht Kinder von 0 bis 1,5 Jahren durch zwei Erzieher. Es gibt drei Kindergartengruppen für die Kinder von 1,5 bis 4 Jahren. Die Gruppenstärke liegt hier bei jeweils 15 Kindern und zwei Erziehern. Ab dem vierten Lebensjahr gehen die Kinder in drei Vorschulgruppen mit bis zu 15 Kindern, die durch jeweils drei Erzieher betreut werden. In diesen Gruppen werden die 6 Bildungsbereiche.

-Körper, Bewegung und Gesundheit,

-Sprache, Kommunikation und Schriftkultur,

-Musik,

-Darstellen und Gestalten,

-Mathematik und Naturwissenschaften und

-soziales Leben gleichrangig vermittelt (vgl. www.kitas-fuer-kitas.de, 2011).

In der Einrichtung können bis zu drei Praktikanten oder Auszubildende aufgenommen und in die pädagogische Arbeit in den einzelnen Gruppen einbezogen werden. Da die Kita im Keller über eine eigene Vollküche verfügt, ist eine Essenversorgung durch einen externen Anbieter nicht nötig. Das Küchenteam besteht aus drei Köchen und zwei Hilfskräften. Die Schulung dieses Personals und die Aufstellung des Essenplans erfolgt nach den Ergebnissen neuer Ernährungsstudien, wie zum Beispiel die durch das Robert-Koch-Institut und die Universität Paderborn durchgeführte EsKiMo-Studie (vgl. Mensink et.al., 2007) . Auf individuelle

Bedürfnisse von einzelnen Kindern (Laktose-Intoleranz, Allergien, spezielle Schonkost, usw.), kann dabei auch Rücksicht genommen werden. Um die Versorgung aller Kinder zu ermöglichen, finanziert die Stadt Köthen zusammen mit dem Förderverein „Gesunde Kitas Sachsen Anhalt e.v." einen Teil der Verpflegungskosten, für die Eltern fallen im Vergleich zu anderen Einrichtungen nur relativ geringe Kosten an.

Neben der Hauptküche, hat man in der Planung der Kita eine kleinere Küche bedacht, die den einzelnen Gruppen zur Verfügung steht. Es wurde darauf geachtet, die Küche kindergerecht zu gestalten. Im Erdgeschoss des Gebäudes befindet sich, neben der Kinderküche, ein großer Sportraum mit verschiedenen Geräten, der regelmäßig von den Kindergartengruppen genutzt wird. Zwei Sportverbände aus der Umgebung bieten außerdem jeweils einmal in der Woche kostenlos Hockey- und Fußballtraining an. Auch die ortsansässige Tanzschule bietet den Kindern ein Programm. Diese Kurse laufen an verschiedenen Tagen, jeweils eine Stunde. Die Kinder können bei Interesse auch den Vereinen beitreten um ihre Freizeit außerhalb der Kita dort zu gestalten. Das großzügig gestaltete Außengelände der Kita verfügt über einen Spielplatz, einen Verkehrsübungsplatz, einen kleinen Kräuter- und Gemüsegarten und einen „Trimm-Dich-Pfad", auf dem verschiedene Hindernisse aufgebaut sind. Die Krippengruppen verfügen über einen eigenen kleinen Außenbereich.

3.1 Zeitlicher Rahmen

Das Projekt wird zunächst auf zwei Jahre befristet, um den Durchlauf in der Vorschulgruppe vom vierten bis zum sechsten Lebensjahr dokumentieren zu können. Es soll dabei halbjährlich evaluiert werden. Die Methoden zur Evaluation werden in Kapitel 3.5 ausführlich erläutert.

3.2 Design

Man wählte die Vorschulgruppen aus, da die einheitliche Altersgruppe einerseits bessere Möglichkeiten zur Evaluation bietet und man andererseits der Meinung ist, dass die Kinder ab vier Jahren sich bewusster mit Ess- und Bewegungsverhalten im Elternhaus und in der Einrichtung auseinandersetzen können.

Zu Beginn des Projektes werden in Elternabenden in den einzelnen Gruppen das Konzept und die Hintergründe erläutert. Anwesend sind dabei die jeweiligen Erzieher, die Einrichtungsleitung, der Vorstand des Fördervereins und ein Kinderarzt. Die Eltern bekommen die Möglichkeit eigene Anregungen zu geben, Fragen zu stellen und zu informieren. Zusammen mit den Erziehern wird eine Bestandsaufnahme durchgeführt. Es wird dabei über an den Kindern beobachtete Essgewohnheiten gesprochen. Auch eine Einschätzung der körperlichen Verfassung der Kinder soll stattfinden. Hierzu wurde vom Kinderarzt zuvor der allgemeine Gesundheitsstatus der Kinder, sowie ihr BMI ermittelt. Es soll gezeigt werden, dass keine Wertung der Ausgangssituation vorgenommen wird. Das Interesse und die Mitarbeit der Eltern soll erreicht werden, da dies wichtig ist um die angestrebten Ziele des Projektes langfristig gewährleisten zu können. Den Eltern wird die Möglichkeit geboten, neben den vierteljährlich geplanten Elternabenden zum Thema, auch jederzeit persönliche Entwicklungsgespräche mit den Beteiligten zu führen.

Die teilnehmenden Kinder des Projektes werden in Spielen und Gesprächsgruppen altersgerecht mit der Thematik Übergewicht und Adipositas vertraut gemacht. Es wird über mögliche Ursachen und Möglichkeiten zur Änderung oder Vermeidung gesprochen. Betroffene Kinder werden besonders integriert und man versucht die Akzeptanz in der Gruppe zu stärken und zu erhöhen. Den Kindern sollen eventuelle gesellschaftlich geprägte Vorurteile genommen werden.

Das Projekt baut auf den gesundheitsorientierten Gesamtablauf in der Kita auf. Alle Gruppen der Einrichtung (ausgenommen der Krippe) haben feste Essensrituale und Programmpunkte innerhalb der Woche. Es wird neben dem Mittagessen auch Frühstück und eine Vesper angeboten. Die Kinder lernen zu regelmäßigen Zeiten und ausgewogen und abwechslungsreich zu Essen. Die Erzieher achten dabei besonders darauf, dass die Kinder ruhig und bewusst essen, dass sie sich Tischkulturen aneignen und das Essen als gemeinsames Erlebnis wahrnehmen.

Um den Kindern im Projekt neue Sichtweisen zum Thema Essen zu ermöglichen, bietet die Einrichtung die sogenannten „Esskultur-Tage". Einmal in der Woche werden Spezialitäten aus anderen Ländern und Regionen, bzw. das in den jeweiligen Gruppen selbst zubereitete Mittagsessen, angeboten.

Die Kinderküche nutzen die Gruppen im Wochenplan abwechselnd. Die Kinder bereiten dort zusammen mit Gruppenbetreuern und einem der Köche Essen zu. Sie werden mit der Kücheneinrichtung und einfachen Tätigkeiten in der Küche vertraut gemacht. Die Kinder sollen lernen, sich dort selbstsicher zu bewegen, sich bewusst mit ihrer Nahrungszubereitung und –aufnahme zu beschäftigen und Erfolgserlebnisse zu sammeln. Sie lernen spielerisch die Grundnahrungsmittel und wichtige Ernährungsregeln kennen. Sie haben dabei auch die Möglichkeit Lieblingsrezepte von zu Hause vorzustellen. Die Erzieher involvieren die Eltern der Kinder durch Gespräche und Informationen. Es soll versucht werden, neue Impulse im Essverhalten der Kinder zu geben, die sie auch im häuslichen Umfeld umsetzen können.

Neben der gesunden Ernährung ist die Förderung der Bewegungsfreude wichtiger Bestandteil des Projektes. Auch hier wird auf das bestehende Konzept der Kita aufgebaut. Jede Kindergartengruppe nutzt einmal in der Woche den Sportraum oder die Außenanlage. Dabei werden Bewegungs-, Ball- und Geschicklichkeitsspiele angeboten. Viele Kinder besuchen außerdem die angebotenen Kurse der Sportvereine und der Tanzschule. Die Kinder im Projekt werden verstärkt dazu motiviert diese zu nutzen. Die sportliche Aktivität wird auf zwei Tage in der Woche erhöht. Der „Trimm-Dich-Pfad" in der Außenanlage wird regelmäßig genutzt und in viele Spiele und Unternehmungen integriert. Es wird den Kindern ermöglicht zweimal im Monat mit ihrer Gruppe einen Ausflug ins nahegelegene Schwimmbad zu unternehmen. Die Kosten werden vom Förderverein übernommen, der einen Vertrag mit der Schwimmhalle über die zwei Jahre des Projektzeitraumes verhandelt hat. Die Kinder sollen lernen, das Bewegung und Sport Spaß machen und ihr körperliches Wohlbefinden steigern. Es wird versucht jedes Kind in seinen individuellen Stärken und Schwächen zu begleiten und zu unterstützen. Den Eltern wird ebenfalls die Wichtigkeit der regelmäßigen Bewegung verdeutlicht und ihnen werden Wege aufgezeigt, wie sie diese leicht in ihren Alltag zuhause integrieren können.

Die Eltern der Kinder haben darüber hinaus die Möglichkeit, einmal im Vierteljahr alle angebotenen Aktivitäten im Projekt mitzuerleben. An diesen Tagen bietet die Kita eine längere Öffnungs- und Betreuungszeit und veranstaltet einen „Tag der offenen Tür". Es wird damit versucht die Akzeptanz und die Mitarbeit der Eltern zu steigern.

3.3 Involvierte Akteure, Kooperationen und Vernetzungen

Die Stadt Köthen entwickelte das Programm in Zusammenarbeit mit dem Förderverein „Gesunde Kitas Sachsen Anhalt e.V." und einem ortsansässigen Kinderfacharzt. Dieser gewährleistet die medizinische Begleitung und Überwachung des Projektes und nutzt die evaluierten Daten später für eine Forschungsarbeit. Zusätzlich ermöglicht Die Europäische Union zusammen mit dem Land Sachsen Anhalt ein Lieferantenmodell, in dem die gesamte Kita von Vertragspartnern der Aktion täglich frisches Obst und Gemüse gestellt bekommt. Das sogenannte „Schulobstprogramm" ist für die Kinder kostenlos und wird auch an anderen Kitas und Schulen im Land angeboten (vgl. Hartling-Lieblang in MZ, 2011, S.7). Auch die Vernetzung mit den Sportvereinen, der Tanzschule und dem Schwimmbad ist wichtig und sollte weiterhin gestützt und gefördert werden.

Die Eltern der Kinder spielen eine wesentliche Rolle und finden deshalb große Beachtung und werden soviel wie möglich in das Projekt involviert.

Das Projekt könnte Anstoß dazu geben, die U-Untersuchungen (vor allem U7 bis U9) der Kinder als Reihenuntersuchung in die Kindergärten zu verlegen.

3.4 Zugrundeliegende Theorie des Gesundheitsverhaltens

Das Projekt richtet sich in erster Linie nach dem „Health Belief Model" von M.H. Becker aus den 1950er Jahren. Es ist eines der frühesten Modelle zur bewussten und vorsätzlichen Veränderung des Verhaltens zugunsten der Gesundheit. Es erklärt, warum einzelne Patienten präventive Gesundheitsvorschläge ablehnen, annehmen oder gesundes Verhalten entwickeln (vgl. www.lernundenter.de, 2011).

Nach diesem Modell gibt es vier Komponenten die Einfluss auf die Verhaltensänderung eines Menschen nehmen: die subjektiv wahrgenommene Krankheitsanfälligkeit, Verletzlichkeit oder Verwundbarkeit (perceived susceptibility), der Schweregrad der Krankheit oder der Folgen (perceived severity), die Vorteile oder Nutzen (benefits) und die Barrieren (barriers).

Die perceived susceptibility sagt aus, dass man nur, wenn man sich verletzlich fühlt, bereit sein wird etwas an seinem Verhalten zu ändern. Im Projekt wird versucht sensibel aber bewusst auf die Folgen und Konsequenzen falscher Essgewohnheiten und Bewegungsmangels aufmerksam zu machen. Die sozialen Folgen und auch die gesundheitlichen Folgen sind schon für die Kinder und vor allem für die Eltern nachvollziehbar und aufgrund der Erfahrungen belegbar. Es wird damit versucht, den Grundstein für eine Verhaltensänderung der Involvierten zu legen.

Die perceived severity sagt aus, dass man trotz hoher Verletzlichkeit durch das „Fehlverhalten", immer noch bereit ist, die Konsequenzen dessen zu tragen. Es muss erreicht werden, dass die Motivation der Kinder sich zu bewegen, aktiv zu werden, sich mit den eigenen Essgewohnheiten auseinanderzusetzen überwiegt. Die als ursächlich beschriebene „moderne Bequemlichkeit" oder das bewusste Ausblenden von Konsequenzen muss überwunden werden. Auch mögliche soziale Hintergründe sollen im Projekt ausgeblendet werden. Die Gruppen sind gleich, jeder setzt sich unabhängig von seinem Hintergrund mit dem Gesundheitsverhalten auseinander.

Die benefits sind eine Art Kosten-Nutzen-Prinzip. Man entscheidet danach, ob es sich lohnt eine Anstrengung auf sich zu nehmen um eine gewisse Konsequenz daraus zu erzielen. Im Fall der angestrebten Gesundheitserziehung muss also dort angesetzt werden. Durch die Hilfe und Unterstützung aller im Projekt involvierten Akteure, soll das neue Verhalten besonders leicht umsetzbar gemacht werden und Erfolgserlebnisse vermitteln. Somit steigt die Motivation zur aktiven Verhaltensänderung.

Die barriers stehen den in Aussicht gestellten Vorteilen und entgegen, es sind Hürden und Probleme die während einer Verhaltensänderung auftreten. Man versucht sie auf die gleiche Weise zu mildern oder zu beseitigen, mit denen man die benefits verstärkt.

Ergänzend nutzt das beschriebene Setting-Projekt die Prinzipien der sozialkognitiven Lerntheorie nach Albert Bandura. Das Konzept Banduras wird auch als „Lernen am Modell" bezeichnet. Erzieher, Eltern und die Gruppe selbst wirken als positives und verstärkendes Vorbild und zeigen die angestrebten Verhaltensweisen.

3.5 Evaluationskriterien

Wie in Kapitel 3.1 beschrieben, soll das Projekt halbjährlich evaluiert werden.

Der Hauptanteil der Evaluation erfolgt durch die medizinische Untersuchung des Kinderfacharztes. Regelmäßige Kontrolle der Vitalwerte, des Gewichts und des BMIs der Kinder macht körperliche Veränderungen während des Projektes deutlich. Auch können die U-Untersuchungen der Kinder in die Auswertung einbezogen werden. Durch den Planungszeitraum von zwei Jahren , fallen zwei der U-Untersuchungen ins Gewicht.

Beobachtungen der Erzieher im Rahmen des Projektes werden ebenfalls dokumentiert. Sie können das (veränderte) Ess- und Bewegungsverhalten der Kinder einschätzen und auch das Feedback durch die Kinder selbst berücksichtigen. Die Kinder können das eigene Körpergefühl, und die Veränderungen dessen, zum Beispiel im kreativen Gestalten von Körperbildern oder Ähnlichem ausdrücken.

In den Protokollen der Elternabende werden Meinungen, Diskussionen, Probleme, eventuelle neue Zielsetzungen und Alternativen festgehalten.

Des weiteren wird am Ende eines Jahres ein Fragebogen an die Eltern verteilt. Darin werden die Effekte des Projektes auf das Familienleben erfragt.

4. Geplante Interventionen vor dem Hintergrund der Ottawa-Charta

4.1 Handlungsstrategien des Projektes

Aus der Ottawa-Charta von 1986 gehen drei Handlungsstrategien hervor.

Die Interessenvertretung (advocacy), die Befähigung/Ermöglichung(to enable) und die Vernetzung (to mediate) (vgl. WHO, 1996).

Die Interessenvertretung, das heißt für jemanden einzutreten, um Umwelt- und Verhaltensfaktoren positiv zu beeinflussen, wird im Projekt erfüllt. Das Einbeziehen verschiedener Institutionen und die Unterstützung einzelner Projektpunkte durch die Europäische Union, des Facharztes und des Fördervereins beeinflussen die politischen, ökonomischen und biologischen Umweltfaktoren der Kinder hinsichtlich der Gesundheitsentwicklung positiv und auf vielen verschiedenen Ebenen. Da man auch die sozialen Lebensaspekte des Kindes einbezieht, werden alle Interessenspunkte erfüllt.

Diese Aspekte des Projektes spiegeln ebenfalls sehr deutlich die Handlungsstrategie der Befähigung und Ermöglichung wider. Vor allem dadurch, dass in den Gruppen der Gleichaltrigen Unterschiede leichter kompensiert werden können und auch Kinder aus sozial benachteiligten Familien die Kita besuchen und alle an dem gleichen Projekt teilnehmen, wird die gesundheitliche Chancengleichheit der Kinder erhöht. Die Weitergabe des Fachwissens an das Betreuungspersonal und das soziale Umfeld des Kindes schaffen neue gesundheitliche Kompetenzen für den Einzelnen.

Das koordinierte Zusammenwirken verschiedener Gemeinschaften, Gruppen und Institutionen, um den Erfolg der Gesundheitsintervention zu gewährleisten, beschreibt den Punkt der Vernetzung und Vermittlung. Alle am Projekt beteiligten Personen, Einrichtungen und Gruppen, einschließlich der Eltern, tragen zum Erfolg bei.

Das so entstandene Netzwerk kann zukünftig erweitert werden und als Grundlage für weitere Gesundheitsprojekte an Kitas dienen.

4.2 Aktionsfelder des Projektes

Die fünf Aktionsfelder der Ottawa-Charta sind die Entwicklung einer gesundheitsförderlichen Gesamtpolitik, gesundheitsförderliche Lebenswelten zu schaffen, gesundheitsbezogene Gemeinschaftsaktionen zu unterstützen, persönliche Kompetenzen zu entwickeln und die Gesundheitsdienste neu zu orientieren.

Die Entwicklung persönlicher Kompetenzen ist das wichtigste Aktionsfeld für dieses Projekt und wird durch den ganzheitlichen Ansatz widergespiegelt. Die Weitergabe von Fachwissen, die bewusste Auseinandersetzung mit dem eigenen Gesundheitsverhalten und das erwerben neuer Fähig- und Fertigkeiten ist für die Kinder im Projekt entscheidend. Gleichzeitig wird versucht dies auch an das soziale Umfeld der Kinder zu weiterzugeben, um damit beste Voraussetzungen für langfristige Verhaltensänderungen zu schaffen.

Eine gesundheitsförderliche Gesamtpolitik zu entwickeln bedeutet, die gesundheitlichen Konsequenzen politischer Entscheidungen zu beachten und sie verstärkt dazu einzusetzen, die gesundheitliche Chancengleichheit zu erhöhen.

Im Projekt wird darauf durch Initiative der Europäischen Union und dem Land Sachsen Anhalt eingegangen. Das Kinder- und Jugendhilfegesetz, welches besagt, dass Kinder ab dem dritten Lebensjahr einen Rechtsanspruch auf einen Kitaplatz haben, ebnet den Weg zu mehr

Chancengleichheit und ist auch in diesem Projekt wichtig (vgl. BZgA, 2001, S.8). Allerdings sind Grenzen dieser Regelungen in den einzelner Bundesländern noch ein Problem das behoben werden muss, um dieses gesundheitsbewusste Verhalten alles zugänglich machen zu können.

Die Schaffung gesundheitsförderlicher Lebenswelten erfüllt das Projekt durch das Setting im Kindergarten mit den idealen Rahmenbedingungen für die geplante Intervention. Die vorhandene Küche, die idealen Gruppenstärken, die Möglichkeiten zur Bewegung innerhalb der Einrichtung und in der Schwimmhalle, erschaffen für die Kinder eine gesundheitsorientierte Umwelt.

Die Unterstützung gesundheitsbezogener Gemeinschaftsaktionen wird durch die Kooperationen und Vernetzungen im Projekt verstärkt. Das aktive Einbeziehen der Eltern und die Transparenz der einzelnen Schritte und Aktionen, durch die Elternabende und die „Tage der offenen Tür", sind wichtiger Bestandteil.

Die Neuorientierung der Gesundheitsdienste kann hier nur durch im Projekt gegebene Impulse erfolgen. Dazu gehört zum Beispiel die vorgeschlagene Verlegung der U-Untersuchungen in den Kindergarten.

5. Erwartete Ergebnisse

Durch das frühzeitige Eingreifen des Projektes in das Gesundheitsverhalten von Kindern sind die Erfolgschancen als sehr hoch anzusehen.

Der ganzheitliche Ansatz erreicht viele Ebenen des sozialen Umfelds und der Alltagsstrukturen der Kinder und somit grundlegende Verhaltensindikatoren. Die gesundheitliche Chancengleichheit der Kinder im Projekt wird enorm verbessert.

Die Wahrnehmung des eigenen Körpers und des Gesundheitsverhaltens, wird sowohl bei den Kindern, als auch bei den involvierten Eltern, positiv verändert werden.

Bewegung und Ernährung werden wieder bewusster betrachtet und im Alltag integriert.

Die im Projekt erworbenen Fähigkeiten werden gut in Alltag der Kinder übertragbar sein und auch nach dem Projekt noch Erfolgserlebnisse schaffen.

Durch die Kombination der beiden Faktoren Ernährung und Bewegung, ist davon auszugehen, dass die Erfolge bei der Prävention von Übergewicht und Adipositas langfristig sein werden.

6. Diskussion und Fazit

Sicherlich ist es schwierig in einem Projekt alle wichtigen Aspekte aufzufassen, die das Kind und seine Umwelt beeinflussen. Man handelt sehr problemorientiert, aber dennoch mit vielen verschiedenen Interventionen.

Eine Hürde in diesem Projekt könnte die korrekte Auswertung der Daten sein. Studien zu Kindern und Adipositas liefern bislang noch zu ungenaue Ergebnisse. Die Untersuchungen und auch die angestrebte Gesundheitsaufklärung der Kinder muss pädagogisch und didaktisch gut verpackt werden.

Im Design des Projektes geht der Personalschlüssel von einem Ideal aus. Realisierbar wird so Etwas nur mit finanzieller Unterstützung durch kooperierende Institutionen, denen die Wichtigkeit und die Erfolgschancen des Projektes deutlich gemacht werden müssen. Die wirtschaftliche Lage wird die Rahmenbedingungen eines solches Projektes stark beeinflussen, hinsichtlich der gesetzten Fristen für ein solches Interventionsbündel sind also sicher auch andere Maßstäbe zu setzen.

Einer der entscheidensten Faktoren des Projektes ist Mitarbeit der Eltern. Man wird Probleme haben alle angesprochenen Elternhäuser zu erreichen. Berufstätige, kranke oder sozial schwache Eltern werden nicht viel Möglichkeiten haben sich aktiv in das Konzept zu integrieren, oder die geplanten Verhaltensänderungen auch zuhause konsequent durchzusetzen. Manche Eltern werden vielleicht auch einfach kein Interesse daran haben, dass ihr Kind Verhalten ändert oder dies zu unterstützen.

Familien mit Migrationshintergrund könnte mögliche religiöse Bedenken hinsichtlich einiger Interventionspunkte haben.

Dennoch ist das Fazit, welches für das Projekt gezogen werden kann positiv. Da die Erhöhung der gesundheitlichen Chancengleichheit und das Ausblenden sozialer Unterschiede zentral ist, werden viele der Angesprochenen in der Zielgruppe erreicht.

Der ganzheitliche Ansatz, der in der Kita angestrebt wird spricht für eine gute Erfolgschance des Projektes, ebenso wie das frühzeitige Eingreifen in die Entwicklung von bewussten Verhaltensweisen.

7. Literaturverzeichnis

- BZgA (2001). *Gesundheitsförderung im Kindergarten. Konzepte3.* Köln.
- BZgA (2002). *„Früh übt sich..."-Gesundheitsförderung im Kindergarten: Impulse, Aspekte und Praxismodelle.* Band 16. Köln.
- Grossmann, R., Lobnig, H. & Scala, K. (2007). *Kooperation im Public Management. Theorie und Praxis erfolgreicher Organisationsentwicklung in Leistungsverbünden, Netzwerken und Fusionen.* 1.Auflage. München: Juventa.
- Hurrelman, K., Klotz, T. & Haisch, J. (2007). *Lehrbuch. Prävention und Gesundheitsförderung.* Bern: Hans Huber.
- Robert Koch-Institut (2005). *„Armut bei Kindern und Jugendlichen" GBE-Heft4.* Überarbeitete Neuauflage. Berlin: RKI.
- Blättner, B., Kohlenberg-Müller, K. & Grewe, A. (2006). Adipositasprogramme für Kinder und Jugendliche. In *Prävention und Gesundheitsförderung 2-2006* (S.121-127).
- Goldapp, Cornelia & Mann, Reinhard (2004). Zur Datenlage von Übergewicht und Adipositas bei Kindern und Jugendlichen. In *Prävention 01/2004* (S. 12-17).
- Hartling-Lieblang (2011). Die Schnellsten können sich freuen – Schulobstprogramm. In *Mitteldeutsche Zeitung / Köthener Zeitung* vom 16.08.2011 (S.7)
- http://www.kitas-fuer-kitas.de/fileadmin/Redaktion/Kita-Wettbewerb/bildungsgrundsaetze.pdf
- http://www.wikipedia.org/Kindergarten
- http://www.lernundenter.com/interaktion/patientenedukation/health_belief.htm